AF596931

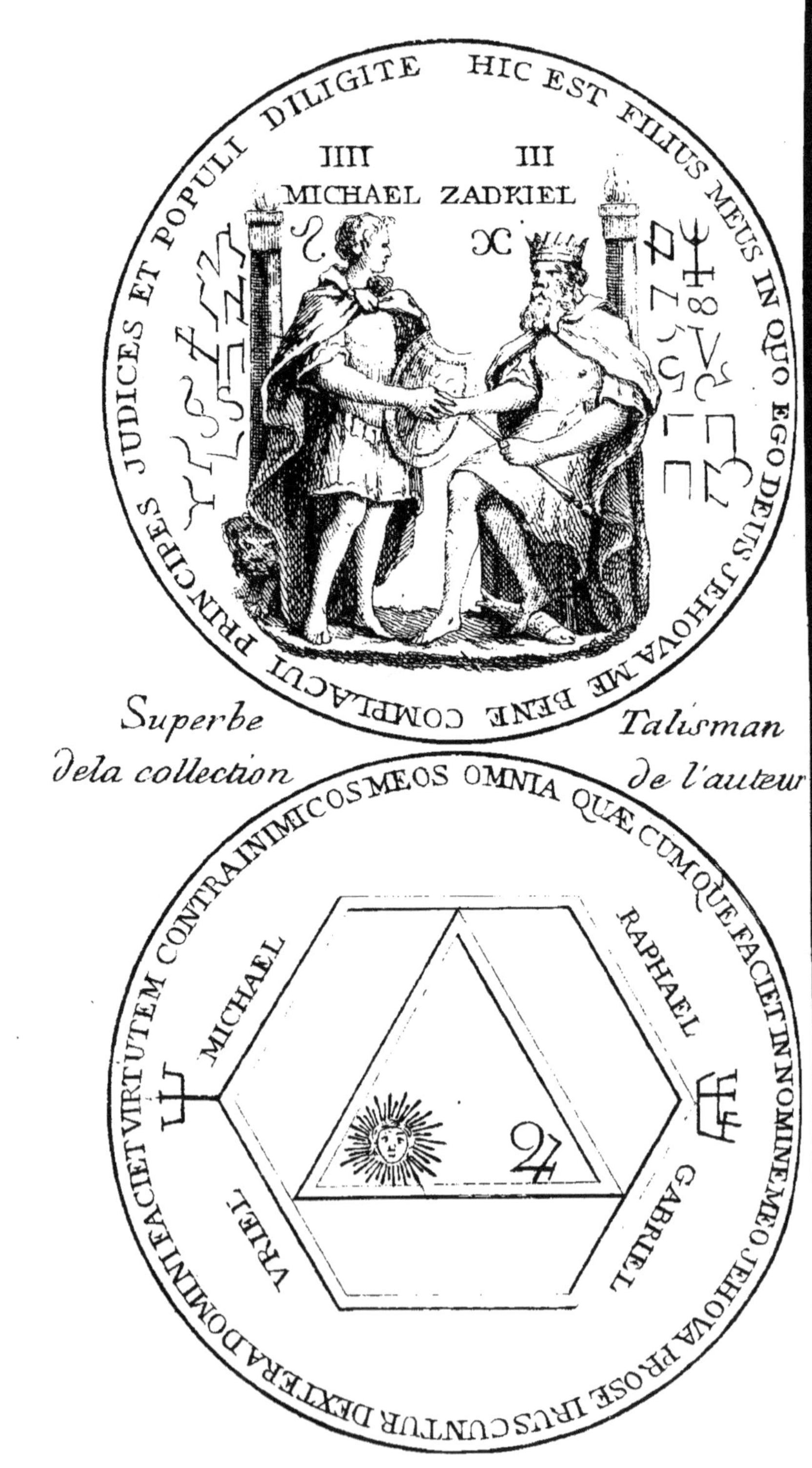


*Superbe Talisman*
*de la collection de l'auteur*

# FRAGMENT
## SUR
# LES HAUTES SCIENCES,

*SUIVI D'UNE NOTE*

Sur les trois ſortes de Médecines données aux Hommes, dont une mal-à-propos délaiſſée.

*PAR ETTEILLA.*

Prix, Quinze ſols.

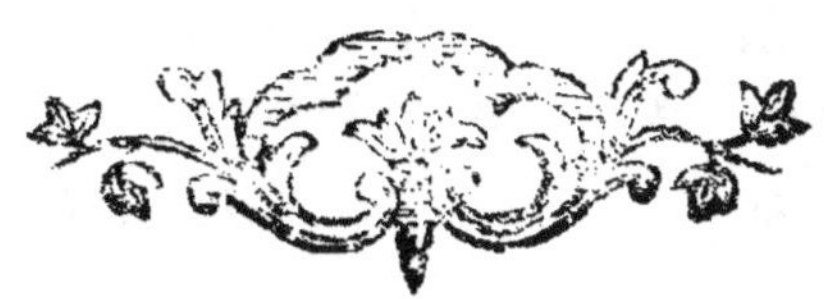

A AMSTERDAM.

1785.

L'ON trouve à Paris chez l'Auteur, rue de la Verrerie, vis-à-vis celle de la Poterie, Hôtel de Crillon, & chez les Libraires quai de Gêvres, quai des Augustins, aux Tuileries, au Palais Royal, & cour de l'Hôtel de Soubise,

La Cartonomancie Françoise, ou l'*Art de tirer les Cartes*, troisieme édition, 3 liv.

*Le Jeu de Cartes relatif à cet Ouvr.* 1 l. 10 s.

La Cartonomancie Egyptienne, 4 vol. *in*-12, 15 estampes ou figures, 7 à 8 cent pages; chaque volume, 1 l. 10 s.

L'original de cette traduction, nommé *Livre de Thot*, ou vulgairement Jeu *de Tarots*, corrigé (1), 78 figures, 3 l. 12 s.

*N. B.* Le Prospectus de la Cartonomancie Egyptienne, traitant de toutes les Sciences Magiques, se donne chez l'Auteur.

MM. les Libraires de la Province sont prévenus que les Ouvrages du sieur Etteilla se trouvent dans les fonds de MM. *Nyon* l'aîné, rue du Jardinet; *Durand* neveu, rue Galande, place Maubert; *Mérigot*, quai des Augustins, à Paris.

Ce Fragment a été mis au jour, au profit de l'Auteur, par deux Amateurs des hautes Sciences.

---

(1) Comme personne à Paris ne tient encore de ces Cartes, qui se fabriquent à Strasbourg, Lyon, Bordeaux, &c. j'ai cru pouvoir prévenir que je me fais un plaisir d'obliger ceux qui seroient aussi embarrassés que je l'ai été, lorsque je n'en avois affaire que d'un ou deux Jeux.

# TABLE,

## OU

# VUES PERSPECTIVES

*Des principaux objets contenus dans ce Fragment.*

En quoi consiste la Magie.

L'Opinion générale qu'ont les hommes de la Magie, est d'accord avec les Magiciens, les Savans & la pratique de l'Auteur.

Les égaremens de l'Auteur.

Il est instruit par la Science, qui de la pratique le mene à la vérité.

Il voit opérer devant lui les Philosophes.

Plus les hommes sont instruits, plus ils conçoivent qu'au-dessus des Sciences communes à tous les hommes, il en est d'autres qui tiennent au cercle primitif qu'ils ont quitté.

L'Ecriture sacrée & prophane, &

généralement tous ceux qui ont écrit ſans partialité, témoignent qu'il a été des effets que l'on eſt obligé de donner à une Magie quelconque.

La Magie, au ſens ſtrict, eſt ce qui ſe paſſe perpétuellement dans la Nature & dans ſes parties, lorſque celles-ci ſont en acte.

Tous les Savans & tous les Artiſtes en tout genre, qui excellent dans leur partie, ont ſaiſi le plus approchant de la vérité, la maniere dont opere la Nature. Le Peintre, par exemple, approche de ſes formes phyſiques & de ſes couleurs; le Géometre, de ſes nombres, de ſes dimenſions & de ſes poids, &c. ainſi de tous ceux qui excellent dans leur Science ou leur Art.

La Nature ne découvre facilement que ſon extérieur; l'homme doit, ſans la mutiler, pénétrer dans ſon intérieur.

Le Magicien ne cherche pas à former des proſélites. Pourquoi?

La raiſon ne permet pas de s'en rapporter au jugement de ceux qui témoignent que la Magie eſt une chimere, ces hommes n'étant pas Magiciens.

Il faut encore plus ſe défier d'un homme ignorant qui ſe dit Magicien, que d'un homme inſtruit des Sciences vulgaires qui parle contre la Magie, les faux Magiciens corrompant tous les hommes.

C'eſt une ſuite de l'ignorance la plus outrée de prétendre à la Magie, ſans avoir au moins les plus juſtes notions des principales Sciences vulgaires.

Toutes les Hautes Sciences ſont parfaitement détaillées dans les ouvrages des Philoſophes, je dis leurs principes & la maniere de les étudier; mais il faut ſavoir relever les ſublimes voiles dont ils ont couvert leur Science; Dieu, les Hommes & la Nature, qui ſont la Science même, témoignent leur candeur & la vérité qu'ils ont écrit.

Pour être Cabaliſte, tel eſt M. *de Saint-Germain* l'adepte, il faut poſſéder toutes les hautes Sciences. On verra dans un autre lieu ce qu'elles sont, & leur but, qui est en général la perfection humaine.

Une Science n'est pas l'autre. On peut les posséder toutes, ou n'en savoir qu'une ou plusieurs.

Tous les hommes ont dû naître avec le don des hautes Sciences; mais sortis du cercle où le Créateur les avoit placés, pour entrer dans un cercle de Sciences & Arts tout humain, & dont ils avouent le vuide, ils poussent leur ingratitude jusqu'à traiter ces célestes Sciences de chimeres, & ils restent dans l'ignorance. L'échelle du Saint Patriarche *Jacob* est couchée sur la terre; peu d'hommes savent la mettre debout.

De la *Mirandole*, le Jésuite de *Billy*, tous deux savans dans les Sciences vulgaires, & très-grands réfutateurs de l'Astrologie, ou mieux, de la lecture des Astres, ont éprouvé sur eux-mêmes que cette sublime Ecriture étoit véritable,

L'Auteur, pour ôter la sécheresse de son instruction, fait intervenir la Science même, qui entretient son Lecteur; elle dit:

Je vous recommande d'être de tous côtés en garde contre le mensonge.

Pour toutes les vertus morales, adressez vous à la Religion; & pour celles qui sont physiques ou intellectuelles, égard à la Nature, adressez-vous à moi.

Elle fait de séveres & légitimes réprimandes à l'Ignorance & à ses prosélites.

En offrant à nud les forfaits de cette cruelle Mégere, l'Ignorance; elle instruit tous les hommes, & fait frémir les méchans.

Elle s'éloigne de cette furie, afin de parler librement d'elle-même, de son Temple, de la Nature, des Hommes & de la Sagesse.

Elle trace littéralement un discours philosophique, en parlant de la Nature & des regnes de celle-ci.

Il n'y a que le Créateur ſeul qui ne peut être conſidéré ſous trois principes, parce qu'il eſt abſolument un.

Elle reproche aux hommes de faire un paſſage bannal de la maiſon de leurs Dieux tutélaires.

Deſcription du Temple de la Science, d'une maniere qui n'eſt connue que des Philoſophes.

Dans le Temple de la Science, étudie indiſtinctement tous les Savans & les Artiſtes; les Philoſophes occupent le centre, qui ne fut jamais couvert.

La Science avoue qu'elle n'eſt qu'humaine, & que toute lumiere vient des Cieux.

L'étude du Ciel a trois parties diſtinctives. Pour débuter dans les hautes Sciences, il faut poſſéder la premiere étude du Ciel, l'Aſtrologie naturelle.

Le goût & le penchant qui nous entraînent à l'étude des hautes Sciences ſont naturels.

Elle parle de la Science Taliſmanique, fait entendre l'Ignorance de quelques-uns de ses Réfutateurs, & découvre cette belle Science d'un facile accès ; mais elle la dit plus difficile que la Philosophie Hermétique, lorsqu'il est question de dévoiler ses plus hauts mysteres.

L'Ignorance, qui passe près de son Temple, lui fait quitter subitement son instruction.

L'Auteur ayant repris son discours, démontre que les mots *Cabale* & *Magie* ne sont plus interprétés suivant leurs premieres & leurs véritables significations.

Il parle de M. *de Saint-Germain* l'adepte, le dit Cabaliste.

Il parle de plusieurs hommes existans, qui sont Magiciens.

Définition des prénoms *Magicien* & *Cabaliste*.

Les hautes Sciences mises dans leur vrai ordre de primauté, avec des annotations.

Des rameaux infinis, qui découlent des hautes Sciences intellectuellement, comme le jugement, la prévoyance, le pressentiment. Physiquement, comme la Chymie, la Médecine, la Pharmacie, les Mathématiques en général, &c.

Premieres vues sur le Magnétisme. Si le mouvement du plateau de la machine électrique ne recevoit point les esprits arsénicaux qui sortent de la terre, mais purement le magnétique, qui est le fruit de la premiere matiere, les commotions ne porteroient qu'un feu bénigne, qui vivifieroit l'humide radical.

Extrait aussi succint que bien intéressant de tout ce que peut nous procurer les hautes Sciences.

Premiere idée de la Méd'cine délaissée. Une des cures superbes de l'Auteur, & l'ingratitude de son malade.

---

Ce Cahier & le précédent se donnent chez l'Auteur (jusqu'au premier Juillet 1785) aux personnes qui sont en possession du troisieme Cahier, parce que les deux que nous offrons en font partie, pour le prix de 1 liv. 10 s. qu'ils l'ont acquis incomplet. Le second Cahier imprimé par circonstance, le troisieme est sous presse. Au surplus, MM. les Amateurs sont priés de prendre de l'Auteur ou de leur Libraire les renseignemens propres à avoir cette Collection sur & mesure qu'elle paroît, jusqu'au neuvieme Cahier, dont il n'en manque plus que quatre. Nov. 1784.

# FRAGMENT SUR LES HAUTES SCIENCES.

COMME il n'est pas possible, dans un simple Fragment, de s'étendre sur les sentimens purs de la *Magie*, & sur tout ce qui a une analogie avec cette haute *Perfection*, nous allons tâcher d'être précis & de ne dire que des choses qui, quoique très-claires, pourroient chacune donner matiere à un volume.

« La Magie, si célebre chez les *Pre-*
» *miers Egyptiens*, dit *Legendre*, dans
» son *Traité de l'Opinion*, 1735, ne
» consistoit qu'en des connoissances nu-

» mériques, *mathématiques*, *astrologi-*
» *ques*, physiques, *naturelles & philo-*
» *sophiques* ».

Si cette opinion générale n'étoit que le fruit du bon sens, ce seroit déjà beaucoup; mais elle est aussi celui de la sincérité des vrais Magiciens, tels que *Pythagore*, *Cardan*, & autres, dans leurs paroles & dans leurs écrits : celui des hommes savans qui les ont entendus ou parfaitement lus, tel qu'*Hesiode*; & enfin elle est le fruit de la pratique de l'Auteur, pendant plus de vingt ans, dans plusieurs branches de la Cabale, ce dont nous aurons occasion de parler, comme aussi de faire sentir que qui veut embrasser les hautes Sciences, en un mot devenir *Magicien*, ne peut jamais y parvenir, si il s'éloigne de ces seuls & uniques principes que nous venons de rapporter, & que nous prions le Lecteur d'avoir toujours présent.

Je touchois à peine au moment de sortir de l'âge d'or, qu'une voix se fit entendre pour m'entraîner de son côté;

mais trop jeune encore pour connoître la Sagesse qui m'appelloit, je pris cette premiere vertu divine & humaine pour une illusion, & je courus m'enfoncer dans tous les précipices de l'Ignorance.

Délaissant les accessoires pour ne m'attacher qu'au principal, je fis des vœux indiscrets ; je perdis un tems précieux ; enfin le jeûne, la priere & l'aumône furent la base sur laquelle je m'appuyois pour devenir un être favorisé, comme *Adam*, *Moyse*, *Salomon*, ou au moins dans les prophanes, *Pythagore*, *Démocrite*, *Apollonius de Thiane*, & autres sages Magiciens.

Je voulois donner tout ce que je possédois ; mais toutefois avec restriction, au moins mentale, que je serois doué un jour d'une intelligence toute céleste.

La vérité m'abandonna dans ma fausse vertu ; alors mettant le comble à mes folies, je quittai celle des Extatiques pour entrer dans celle des Démonomanistes.

Je fis des cercles ; j'employai des cierges, des parfums, de l'eau, & autres objets, le tout béni ; en un mot, je poussai mon extravagance, ainsi que tous les insensés, jusqu'à faire des conjurations & des appels aux *Princes* de l'Orient, du Midi, de l'Occident & du Septentrion, que ces êtres chimériques, prétendus souverains des Esprits infernaux, ne pouvoient entendre, & dans lesquelles conjurations je ne comprenois moi-même que des sons barbares, de l'Oriental corrompu, quelques grands noms hébreux, & du mauvais latin, le tout fabriqué dans les siécles où les hommes étoient plongés dans la plus crasse ignorance.

Devois-je toujours demeurer dans l'erreur ? Non. A dix-sept ans la Vérité m'appella de nouveau, & la Science que j'entrevis me conduisit à elle : je fis ma priere à la premiere, & je suppliai la seconde de ne plus me quitter.

Je suivis ses conseils mot à mot, sans nul égard aux discours des Charlatans, ni à ceux des demi-Savans. Je lus, avec autant d'amour que de courage, les Philosophes Cabalistes & ceux qui ne sont simplement que Magiciens; les uns & les autres m'indiquerent uniformément les premiers sentiers de la Nature, ce qui, joint à de la constance, me conduisit dans ses riches campagnes, où je goûtai une partie des fruits que la Sagesse y a mis pour dédommager les foibles humains des travaux & des amertumes de cette vie.

O hommes mes semblables! taxeriez-vous de manque de lumiere la raison qui m'a éclairé, enfin la science simple & naturelle qui m'a sorti du bourbier où vous vous plongez en fixant ce que vous nommez *Thurgie* & *Goëtie*, lorsque voulant opérer des effets merveilleux, la Nature ne vous indique qu'une sage Philosophie, le propre de tous les hommes?

C'est une vérité; je n'ai point vu, depuis l'âge de quatorze ans que je suis la Magie (j'en ai quarante-sept), aucun

Amateur des hautes Sciences réuſſir par les révélations qu'il attendoit, ni par les conjurations qu'il faiſoit; au contraire, par les Sciences naturelles que je pratique depuis l'âge de dix-ſept ans, j'ai vu maints Philoſophes, pénétrés de ſcience & de ſageſſe, tirer du ſein de la Nature des effets ſurprenans.

Plus les hommes ſont inſtruits, moins il eſt difficile de les ramener à la vérité des hautes Sciences, ce que nous pouvons aiſément faire concevoir, en diſant à ceux qui ne le ſont pas que les hautes Sciences dont nous parlons ne ſont point les Contes des Fées, ni les fables dont on les a bercés dans leur enfance, mais une connoiſſance plus intime de la Nature que celle qui nous eſt donnée dans le cours de nos études vulgaires; ce que l'on ſentira ſuffiſamment, ſi on compare la Philoſophie dite *Collégiale* à la Philoſophie réfléchie de l'homme fait, n'écoutant plus que des vérités inconteſtables & uniformes dans tous les coins de la terre.

Il eſt de fait qu'au-deſſus des Sciences connues, il en eſt de ſupérieures à elles, qui le ſont moins ; mais comme celles-ci ſont le propre des hommes qui ſe ſont appliqués à leur recherche, les peines qu'ils ont éprouvées n'ayant eu que des conſeils paraboliques, les diſgraces & le mépris que l'on fait d'eux les rendent inſenſibles auſſi bien aux injures des antagoniſtes des hautes Sciences, comme aux prieres que leur font les vrais Amateurs ; enfin, comme les hautes Sciences ſont de la ſphere des Magiciens, & non de celle de ceux qui ne le ſont pas, on ne peut s'en rapporter, pour la vérité de leur exiſtence, qu'aux effets que l'on voit, ou que l'on entend, ou que l'on lit dans l'Ecriture ſacrée & prophane, en un mot dans les Hiſtoriens.

Si ces traits merveilleux n'euſſent jamais été que prétendus, un *Socrate*, qui fut mourir pour ſoutenir la vérité d'un ſeul & unique Créateur, n'eût point dit hautement que pour s'élever au-deſſus des Sciences vulgaires, il falloit s'appliquer aux hautes Sciences ; & combien d'autres hommes de tous les tems, de toutes nations & de toutes religions en ont dit autant !

On peut bien se figurer des chimeres ; on peut bien s'en former tous les siécles de nouvelles, encore plus absurdes que dans les tems éloignés, mais toutes s'évanouissent ; au contraire, l'idée qu'il est des hautes Sciences, quoique moins généralement reçue dans un tems que dans un autre, s'accrédite parmi les hommes les plus instruits, ceux-ci ne les considérant pas, suivant la mode des siécles, appartenir ou venir directement de Dieu ou des Démons, mais de la faculté humaine, enfin de la Science plus ou moins grande des hommes, Dieu ayant nommé ceux-ci son chef-d'œuvre.

Au-dessus de la Science, est la Magie, parce que celle-ci est une suite de l'autre, non comme effet, mais comme *Perfection* de la science : cette Magie n'est donc pas les folles idées que nous en avons, mais ce qui se passe dans l'Univers entier; c'est ce qui se passe dans ce gland qui produit un chêne, & ce chêne des glands. Voilà, au pied de la lettre, ce qu'on auroit toujours dû entendre par Magie, comme les premiers Egyptiens & tous les vrais Mages l'ont entendu.

Celui qui découvre la Magie, je dis le comment le feu & l'eau si contraires se lient amoureusement par le secours de l'air, qui ne les quitte pas, est réputé Magicien; & ce Magicien connoissant la Magie de quelques parcelles de la Nature, imite cette sage mere en opérant sur de mêmes parcelles. Cela vous paroît-il probable? Oui, répondez-vous, s'il est des hommes qui puissent dévoiler l'esprit & la substance de la Nature à l'instant de ses opérations.

Pour vous en convaincre, commencez par demander à un vrai Naturaliste s'il n'a pas surpris cent fois la Nature dans sa marche physique; s'il vous répond qu'oui, pourquoi n'admettriezvous pas qu'un Philosophe, en ne portant son intelligence que sur les émanations de l'Esprit Créateur, n'ait pas, en dix ans, surpris la substance pure de la matiere, s'arrangeant pour former des particules grossieres, dont l'ensemble fera un corps palpable : Un homme qui ne se sert que de ses yeux, a-t-il le droit de maintenir qu'il n'y a pas de plus petits animaux que le ciron ? On peut faire la même application pour ce qui répond purement à l'intelligence.

Pour vous assurer vous-même de ce que je dis, & entrer dans ce que ma main refuse à celle-ci, voyez l'Agriculteur, voyez le Chymiste, voyez le Médecin ; croyez-vous que tous les Artistes en général, opérant juste dans les Sciences qui ne vous surprennent plus, ou que trop peu, n'ont pas saisi la Nature, je dis même dans ses secrets les plus impénétrables? Hé bien! ce que font de miraculeux ces Artistes, appartiendroit aux Philosophes, si quelqu'un de ceux-ci n'eût point, pour le bonheur de la Société, donné au moins des principes généraux, qui conduisent à mille sublimes découvertes.

La Nature, direz-vous, a été, dans ce cas, le plus grand conseiller ; car je ne crois pas que, comme ces esprits trascendans, vous donniez rien au *hasard*, sachant, comme moi, que tout est infiniment lié. Oui, la Nature se plaît, par la pleine puissance & bonté de son Auteur, à nous offrir l'utile & même l'agréable ; mais, croyez-moi, elle n'est point prodigue dans ses mysteres occultes, il faut les lui ravir ; & dire qu'elle n'en a pas de réserve en tout genre, seroit témoigner contre ce que nous découvrons tous les jours : d'ailleurs, jettons nos réflexions sur les causes qui nous échappent, & demandons-nous s'il est impossible d'en pénétrer quelques-unes.

Oui, on en découvre, & ce sont les Magiciens, parce qu'ayant étudié la Nature physique, considérant que la matiere, sans mouvement d'elle-même, eſt pétrie d'une ſubſtance moins terreſtre, & dirigée par un Eſprit, ils ne portent plus leurs recherches que de ces deux côtés, ayant toutefois l'attention de ſe borner à ce qui leur ſemble être mis à la portée humaine.

Ces hommes, ſages par leur inſtruction, ne cherchent pas à faire des proſélites; ils ſont trop inſtruits, pour ne pas réfléchir combien il eſt peu d'hommes dignes de poſſéder le ſecret des Dieux (1). Preſque tous les mortels oſant prophaner juſqu'au nom du ſeul & divin Créateur, ils ſe gardent bien de révéler les ſublimes routes par où la Science les conduit, ce qui ſans doute, égard à notre ingratitude envers Dieu, la Nature & les hommes, augmenteroit, par notre orgueil, le nombre de

(1) Il faut entendre purement des Anges, des Génies ou Créatures de la ſubſtance des Elémens & des ames des Grands Hommes; c'eſt ainſi qu'*Averoes*, *Saint Thomas*, & autres, comprirent *Ariſtote*, & que ceux qui deviennent Philoſophes, comprennent les ſecrets de ceux qui les ont précédés.

nos forfaits. Que ſeroit-ce de nous, ſi un libertin, un joueur, un avaricieux poſſédoient la Science de deviner, celle de vivre pluſieurs ſiécles, & enfin celle de faire de l'or ? Réfléchiſſez.

Défiez-vous donc non-ſeulement des demi-Savans, qui vous détournent de l'étude des hautes Sciences, mais auſſi de ces impoſteurs, oui, je le dis, de ces fripons, qui vont juſqu'à vous promettre de la ſanté, de l'or & des grades, lorſque vous n'avez à offrir que des promeſſes ou quelques piaſtres à vos Divinités tutélaires, qui n'en ont nul beſoin.

Si vous n'ambitionnez réellement que de la ſcience, pourquoi vous confier à des impoſteurs, qui vont témoignant à ceux qui ſont aſſez ſimples pour les écouter, qu'ils les *initieront* ?

Oui, miſérables Charlatans, leur dirons-nous, vous initierez les dupes dans vos menſonges, lorſque, ruinés, ils auront, par une extrême miſere, le même penchant que vous à l'eſcroquerie & au vol manifeſte.

Amateurs, ſi vous avez du goût pour les hautes Sciences, commencez par avoir de ſolides études des Sciences vulgaires, & enſuite étudiez les Philoſophes : ils ont écrit de Dieu, des Hommes & de la Nature ; en faut-il davantage pour vous conduire à la vérité, & devenir vous-mêmes leurs égaux ?

Les Sages ne promettent rien ; ( ils ne doivent aux hommes que des leçons & de la pitié) ; & lorſqu'ils donnent, c'eſt toujours d'une maniere ſi voilée, qu'il eſt, je le proteſte, même difficile à celui qui reçoit de ſoupçonner qu'ils y ſoient pour la moindre choſe.

Les impoſteurs ont mille détours pour faire des victimes : l'un ne parle que vertu ; tout ce qu'il poſſede ou mieux prétend de faire avoir, tient de la Science d'en-haut ; un autre oſe avouer qu'il ne travaille que du bas ; & enfin de plus ruſés, imitant les Philosophes, disent que c'est par la force des Nombres ou autres objets naturels.

Quelle perplexité ! Quoi ! défendre la science pour éviter l'erreur ! Quoi ! sévir contre tous les hommes, pour arracher de la Société ce malheureux ivraie qui la poigne ! Soyons Ecrivain & non Juge.

Lorsqu'on est parvenu à posséder passablement une des branches de la Cabale, on est, par le fruit qu'on en recueille, bien encouragé à la suivre, à s'y perfectionner, & à en embrasser une seconde ; mais si l'intelligence ne peut pas pénétrer plus avant, on en demeure à ce que l'on sait ; & pour le surplus, on n'est pas plus favorisé que le vulgaire ; en voici des preuves constantes, contre le sentiment même de quelques vrais Amateurs.

Le Magicien Devin, tel fut Cardan (1), peut bien voir l'instant de sa

---

(1) Chacun connoît l'éloge de ce Savant, par Scaliger. Cardan étant mort le jour & à l'heure qu'il l'avoit pronostiqué, bien des

mort, & la nature de ſa maladie; mais s'il ne poſſede pas la Médecine univerſelle, qui peut ſeule remédier aux maux dont on ne connoît pas de remedes vulgaires, il meurt effectivement comme il l'a pronoſtiqué.

On a vu de même de vrais Magiciens Herméticiens, ne poſſédant pas la Divination, ne pouvoir ſe ſouſtraire à la perſécution des méchans : c'eſt donc à tort que quelques Amateurs interprétant mal les Philoſophes, croient que toutes les Sciences ſont familieres à celui qui poſſede la Médecine univerſelle, parce qu'il a dû voir paſſer

---

années avant, les Réfutateurs ne pouvant aller contre, mirent par apoſtille que ce Devin, pour ne pas paſſer pour un menteur, ſe laiſſa mourir de faim. Je me donnerai bien de garde de faire pour moi un pareil pronoſtic, car ils m'accuſeroient ſans doute de m'être laiſſé mourir de même. V. le ſuperbe pronoſtic du Capitaine *la Caſe* : obligé de monter ſur ſon bord, il recommanda à ſes amis, ſa femme & ſes enfans, leur laiſſant par écrit le jour & l'heure qu'il ſeroit battu & ſubmergé par la tempête.

dans ſon œuvre tous les travaux de la Nature. Nous la conſidérerons quelque part avec les Philoſophes dans ſes différens *mouvemens*.

Une Science n'eſt point l'autre ; & ſi la Philoſophie Hermétique les renfermoit toutes, les vrais Herméticiens, tels que *Philalethe*, avant & après être devenus Cabaliſtes, n'euſſent point dit de ſe défier des Prêtres & des Grands (1).

On pourroit ici alléguer que des Herméticiens ont écrit que la Divination étoit une chimere ; mais ſi on prenoit ce ſentiment au ſens rigoureux, nous aurions plus que la prévention qu'ils ne furent jamais Adeptes, parce qu'il eſt impoſſible de ſuivre une branche des hautes Sciences ſans découvrir la

---

(1) Il me paroît judicieux de mettre ici que les Philoſophes qui haſarderent de tenir ce langage, n'avoient pas en vue le pays où ils étoient pour lors ; car les Grands & les Prêtres les en euſſent mal récompenſés. Mais pourquoi, dit la Vertu, empêcher ce qui tend au bien ? A-t-on juré de toujours vouloir faire le mal ?

vérité de celles qui ſont telles, je dis véritables ; mais ayant lu les Philoſophes, nous avons compris facilement la Divination dont ils entendoient parler.

On veut qu'il n'y ait que Dieu qui ſache ce qui arrivera ; cela eſt bien à l'égard de ce qu'il lui a plu de ſavoir seul ; mais ſi rien de ce qui eſt à venir ne pouvoit être connu des hommes, le fruit de l'expérience, le jugement, enfin un ſecret preſſentiment leur auroit été refuſé. L'homme inſtruit par la Sageſſe, ſait diſtinguer ce qui paſſe les bornes de l'eſprit humain ; & ſon cœur libre de paſſions, ne fait pas de vains efforts pour connoître ce que Dieu s'eſt réſervé, non-ſeulement parce que ce ſeroit un orgueil, mais une peine inutile.

Il ne ſera pas difficile de croire que beaucoup de perſonnes ont dit, en mon abſence comme en ma préſence, qu'elles n'avoient jamais connu un ſi grand Devin que moi ; ne le fuſſé-je plus que les ignorans que par judiciaire, néanmoins la judiciaire ſeule, lorſqu'il eſt queſtion de dire à un homme ce qui lui eſt arrivé, eſt d'une foible reſſource.

On peut, comme tous les ignorans, dire : il vous eſt arrivé bien des chagrins; car qui ne croit pas en avoir eus? On peut dire: vous avez un grand projet; car il n'y a perſonne qui ne croye ſes idées, ſouvent folles, de la premiere importance; enfin, il eſt mille choſes communes à tous les hommes; mais un objet diſtinctif, arrivé en tel tems, il faut, pour le dire net, une véritable ſcience, tenant de la Divination; & il s'enſuit que ſi cent hommes ſe fuſſent occupés comme moi depuis trente ans de la Science Divinatoire, qu'au moins dix m'ayant ſurpaſſé, auroient encore plus étonné leurs Conſultans.

Le germe, l'eſprit de la Divination, eſt dans tous les hommes; vouloir, par de captieux raiſonnemens, les en diſſuader, c'eſt de propos délibéré ſe faire paſſer, à leurs yeux, pour des ignorans. Rien n'arrive par deſtinée ; mais tout eſt enchaîné, & il ne ſuffit que de connoître plus ou moins parfaitement la trame de cette chaîne, pour être plus ou moins Devin, & il ne faut que m'avoir conſulté pour être perſuadé qu'il en peut être.

Mais, eſt il, dirai-je, néceſſaire de conſulter un Devin, pour être certain qu'il eſt une ſcience naturelle de deviner, lorſqu'il ne ſuffiroit que de prier ſes amis, ſa femme & ſes enfans, de nous témoigner que nous le ſommes nous-mêmes, toutes les fois que nous leur diſons ce que nous préſumons qu'ils nous cachent ; les amis, peur de nous attriſter ; la femme, parce qu'elle ne ſuppoſe pas que nous ſerions de ſon avis ; & enfin, les enfans, de crainte d'être grondés ?

Tous les hommes, même les plus incrédules en Divination, ne parlent qu'extérieurement contre cette Science ; car quant à l'intérieur, j'en ai connu cent, hommes & femmes, qui, n'ayant à la bouche que ces mots, folie, chimeres, &c. venoient me consulter ; ce qui se rapporte à ce qu'a dit *Dufrenoy* des Disciples d'*Hermès*, qu'ils décrient souvent le jour la Science à laquelle ils sacrifient les nuits. Page 174 de son premier tome.

Que m'importe, comme j'ai dit ailleurs, de maintenir que la Divination est une Science ? cela peut-il être aujourd'hui, pour moi, une affaire d'intérêt ? je suis connu, suivi, & de plus fortuné au-delà de mes vrais besoins ; m'en faut-il davantage ? Oui, rendre justice à une Science utile aux hommes, comme je suis en état de le prouver, & empêcher en même-tems, s'il est possible, que cette sublime Science ne soit discréditée par de faux Sçavans, & par des Réfutateurs.

Par faux Savans, il faut entendre ici non-seulement les paresseux qui se disent Devins, & peu après Sorciers ;

mais tous les *singes* de nos premiers Mages, qui se donnent pour opérer des merveilles, qui sont encore plus impossibles que de faire descendre la lune dans un puits où elle ne pourroit entrer.

Par Réfutateurs, il faut entendre ici, des hommes possédant à fond les principes vulgaires de la haute Science qu'ils combattent; tel fut un *Pic* de *Lamiraudole*, un *Jacques de Billy*, à qui, pourtant, il fut pronostiqué, au premier qu'il ne passeroit pas Trente-quatre ans; & au second, que son corps, dans Cent ans juste, seroit anéanti. Ce qui est arrivé.

A ces deux subtiles Réfutateurs, & autres de leur trempe, ou pourroit en amener sur la scene quelques-uns qui crurent se faire passer pour les premiers tyrans des hautes Sciences, en ce qu'ils traînoient derriere eux tout ce qu'avoient dit, contre elles, d'autres ignorans; mais ne peut-on pas leur demander à tous, en quoi l'homme,

uniquement

uniquement égard à ce monde, sera plus excellent que les animaux irraisonnables, s'il n'a pas la science de deviner le piége qui lui est tendu, & celle de résister à une petite fiévre qui, tout bellement, va le conduire au tombeau ?

Libre de prévention, si vous combattez les Hautes Sciences, il vous sera bien difficile d'accorder beaucoup de choses : & ne dites pas que les petits esprits aiment le merveilleux, mais plutôt que la vérité se fait entendre à ceux qui n'ont point juré de la méconnoître.

J'ai, si je ne me trompe, des preuves théoriques de toutes forces humaines, & j'en ai de palpables pour prouver que l'homme est Devin naturellement, & qu'il ne lui manque que des principes pour mettre le sceau à sa prévoyance ; mais la Science s'offre elle-même pour nous instruire aujourd'hui. Ecoutons sa premiere leçon. Elle dit :

Je ne suis pas *Minerve*, mais sa chere Lieutenante en ce bas Univers; & comme c'est directement à moi que vous vous adressez, puisqu'il n'est question que de Philosophie naturelle, entendez ce que je vais dire.

N'écoutez-pas les mensonges ajoutés que l'on vous fait lorsqu'il n'est question que de ce que vous concevez par Magie; & pour les distinguer de la vérité des hautes Sciences, réfléchissez, si vos demandes & ce qu'on vous propose, n'est pas en contradiction avec ma puissance, avec la nature & avec la divine sagesse.

Si on vous parle vice, la Sagesse vous dicte de vous éloigner; si on vous parle vertu, la Religion seule a le droit de vous guider; mais s'il est purement question de lire dans la Nature, d'en connoître les ressorts les plus intimes, pour l'imiter, c'est chez la Science qu'il faut vous adresser.

Dans les Sciences vulgaires, il n'en est pas comme dans les Hautes Sciences; celles-ci n'ont volontiers en vue que l'intelligence de la Nature; mais les autres ne considerent que la matiere, sa forme, son poids, sa tissure; enfin, vous le dirai-je ? la valeur que les hommes y ont attachée.

Il falloit, j'en conviens, que la matiere fût pour quelque chose parmi les hommes; mais il ne falloit pas qu'ils se laissassent entraîner par l'ignorance, jusqu'au point de la considérer comme la base de leur existence, & le dirai-je ? de leur tour dans ce bas Univers (1).

Oui, l'Ignorance, ma méprisable ennemie (c'est toujours la Science qui parle,) celle de mes Disciples & de tous les hommes, a, par gradation,

---

(1) Les Matérialistes voudront bien ne pas prendre ceci pour eux; car, ainsi que je le dis ailleurs, je les regarde comme des malades que je guéris pour l'ordinaire en un instant : le grand remede est un pronostic clair, net & précis; le surplus s'explique de lui-même, en me voyant comme eux un frêle mortel.

renversé le premier ordre, & si la Sagesse ne lui eût mis un frein, souvent
en l'arrêtant tout court, & en lui or-
donnant d'être furtive & vagabonde,
sans jamais prendre de résidence en aucun lieu ; à peine ce globe, aujour-
d'hui, seroit-il habité; mais hélas !
quelle trace ne laisse-t-elle pas de son
passage, & combien ses viles Prosélites
ne sont-ils pas exacts à ses ordres !

Si vous êtes pénétré de vertus,
avancez avec moi vers le lieu qu'elle
occupe, lorsqu'elle peut résider dans
votre patrie ; Vous frémissez en sur-
prenant tous ses venins à découvert.
Eh bien ! ne convenez-vous pas qu'il
faut des hautes Sciences pour s'en ga-
rantir, & que si vous ne m'avez pas
cultivé, que la sagesse a bien ordonné
qu'il soit pour jamais de vrais Philosophes, qui vous sauvent de ses embûches ?

En tout tems vous pourrez pénétrer jusques dans le foyer de l'ignorance ; mais sans moi, vous ne pour-

rez relever, comme je l'ai fait, le voile apparent de la ſimplicité, qui maſque ſes forfaits; le Critique, même le plus inſtruit, eſt bien éloigné de tout ſavoir.

Le gouffre de cette Mégere eſt d'un accès facile, puiſque, comme vous venez de le voir, la pente en eſt douce & garnie des plus riches tapis. Il n'en eſt pas de même de mon Temple, dont il eſt tems que je vous entretienne.

Vos premiers parens, je parle des tems antérieurs à tous ceux qui vous ſont connus, ſe plaçoient naturellement à l'abri des Elémens; & ſuppoſés ſur un ſuperbe côteau, ils s'entretenoient avec la Sageſſe, comme des enfans avec leur pere: la Nature paroiſſoit obéir à leur voix; & moi, confié à leurs tendres ſoins, je n'avois que celui de les écouter, parce qu'il eſt bon de vous dire que je ne ſuis que la Science humaine.

J'étois docile, Sageſſe m'aima; elle étoit ſi bonne, comment aurois-je pu ne lui pas rendre le réciproque? Je l'adorois de tout mon cœur. Enfin l'Ignorance, je ne vous dirai pas trop ni comme elle étoit faite, ni d'où elle vint, mais elle se trouva parmi les hommes, & demeura avec eux.

La Nature en frémit ; moi je tombai à la renverse, & peut-être, oui, sans doute, j'en serois morte, si la céleste Sagesse ne fût arrivée. Les Hommes & l'Ignorance s'enfuirent dans les forêts, dans les antres ; Nature en gémit : revenu à moi, j'implorai pour eux, & Sagesse leur pardonna, sous la réserve qu'ils ne jugeroient rien sans m'avoir consulté.

Souveraine, dans ma partie, des foibles humains, mais en même tems une de leur plus cheres amies, sous les auspices de la Sagesse, je crus devoir établir mon Temple sur la plus haute montagne ; & ne m'embarrassant point des précipices qui y sont, j'y pratiquai des sentiers assez faciles, au point que je jugeai à propos d'environner le Temple de beaucoup de ronces.

Si après quelques démarches pour rencontrer des gens instruits de la route directe de mon Temple, vous surmontez les ronces qui l'environnent, vous ne trouverez dans son intérieur que de vrais parfums, distillés par le feu de la Nature même, tirés de ce que cette sage mere a de plus parfait dans ses trois regnes.

Vous révélerai-je ce que je n'avoue qu'après bien des années aux protégés de la sage Nature, qui la plupart ont vieilli, pâli & maigri sous le poids de leurs recherches & de leurs travaux, arrosant de leur sueur les buissons que vous envisagez ? Ouvrez ces trois regnes, considérez-les chacun en ce qu'ils sont, un composé à l'infini, mais de parties homogènes, destinées de tous les tems à une juste & savante réunion.

Qu'étoient ces particules avant de se réunir à leur unique but ? d'où viennent-elles ? par où ont-elles passé pour se ranger chacune en leur lieu ? qui a ordonné la racine, le tronc, les branches, les feuilles, les fleurs, les fruits? & de géniture en géniture, comment conservent elles les trois formes qui leur ont été annexées?

Nature, dira-t-on, fait tout: oui; mais ne porte-t-on pas ses réflexions sur ce que je nomme forme intellectuelle & forme céleste? Pour avoir de justes notions de celle-ci, & concevoir parfaitement l'autre, il faut découvrir comme la Nature opere dans le moment qu'on lui a confié le germe *substanciel*, enveloppé dans la matiere; comme d'abord elle ouvre les parties de celle-ci, en lui soutirant toute la substance qui conservoit la vie, primo du germe palpable, & enfin du germe que je nomme intellectuel.

C'est en voyant ce germe substanciel, tenant de l'esprit & de la matiere, placé au centre de l'un & de l'autre, que l'on découvre la Nature en acte, & cet acte, qui est la vraie & unique Magie, en un mot la *Perfection* dans l'œuvre de la Nature, comme elle doit être dans celui de l'art, de la Science & de la ſageſſe humaine, enfin dans le vaſe du Philoſophe.

Tout a trois principes, & tout en général doit ſe conſidérer ſur trois; je ne vous parle pas des objets qui n'ont qu'un but, & où pourtant on en conſidere deux, comme la vie & la mort, la lumiere & les ténebres, le plein & le vuide; la Vie eſt l'exiſtence; & la Mort, la non exiſtence; ainſi, dans ces objets & de ſemblables, les voyant eux-mêmes, ils ſont ſeuls, mais ſe reportent ſur trois, comme le ſoleil, ſa clarté, & le corps éclairé.....

Il y a en tout trois formes; celle qui eſt matérielle, tient des élémens & répond aux ſens; celle qui eſt intellectuelle, tenant de l'eſprit & de la matiere, répond à l'intelligence; c'eſt à celle-ci que vous devez vous appliquer, & vous le pouvez, parce qu'elle n'eſt point tout eſprit, mais eſprit & matiere; enfin la troiſieme tient de l'eſprit, & étant toute ſpirituelle, l'ame ſeule peut en avoir quelque notion ; on la nomme *Forme Parfaite* ; elle eſt dite de Dieu & eſt de Dieu, puiſqu'aucun Philoſophe poſſédant dans ſon œuvre cette forme céleſte, ne l'a jamais vue ; l'eſprit voyant le corps, & le corps ne pouvant voir l'eſprit.

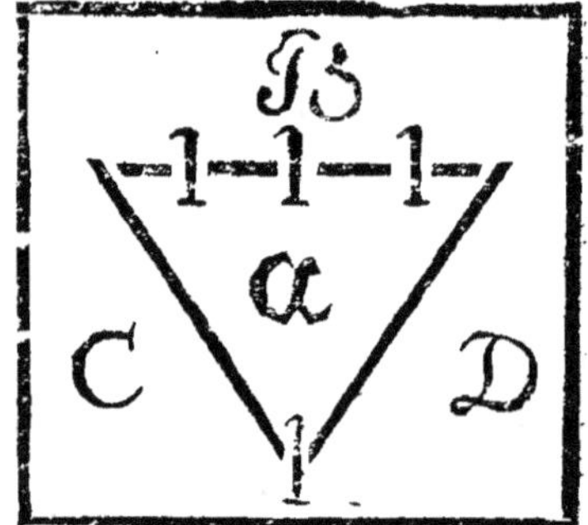


Dans ce que je viens de vous dire, vous devez y concevoir les nombres cinq & ſept ; mais il n'y a dans la Nature que trois principes, Quatre unions & un Moteur, qui renferme tout, eſt dans tout, & comprend tout.

Je m'explique, comme vous voyez, ici mathématiquement ; mais pourriez-vous entendre autrement, n'étant pas fait à mon langage philoſophique ? Appliquez-vous donc, dans cette figure, à trouver la ſimple, la double & la triple étendue.

Si vous découvrez le chemin qui conduit à la vérité, vous ſerez diſcret ;

si vous la trouvez elle-même toute dévoilée, votre cœur s'embrâsera ; & dans votre haute satisfaction, vos plus chers amis ne vous sembleront plus que des étrangers ; enfin, ressouvenez-vous de ce distique qui étoit gravé sur le sceau des premiers Egyptiens : HIC EST MAGNUS THESAURUS INCANTATUS. Je reviens.

Mon Temple n'est qu'un pour tout ce que vous savez de juste, soit d'utile ou d'agrément (1) ; c'est pourquoi Sagesse a ordonné que le ceintre seroit pour jamais découvert, & que le circuit seroit percé de trois portes (2). Réfléchissez bien à ce que je dis ; car

(1) Lorsque les Philosophes exaltent les hautes Sciences au-dessus des Sciences vulgaires, c'est-à-dire, commune parmi les hommes, ils ne prétendent pas, comme l'a dit *J. Pages*, Docteur en Médecine, 1625, déprimer celles-ci, puisque, comme le dit la Science, son Temple n'est qu'un pour tous les Savans.

(2) Voyez la premiere figure de l'estampe, page 97 du premier Cahier.

aucun Philoſophe n'oſera prendre ſur lui de vous en dire autant.

Si ceux qui entrent dans mon temple, au lieu de diriger leur marche vers le centre, courent follement de droite ou de gauche (comme les gens qui, pour abréger leur route, font un paſſage de la maiſon de leur Dieu tutélaire,) ſortis de mon temple, ils ſe perſuadent que je n'ai rien de plus précieux que ce qu'ils voyent tous les jours; en un mot, ils oublient cette ſentence; *Qui ne pénetre pas l'intérieur, ne peut juger ni parler juſte.*

La Sageſſe a de même ordonné que le pourtour intérieur de mon Temple ſeroit couvert (1), mais que celui qui eſt extérieur ne ſeroit point abrité (2).

Parmi le grand nombre de ceux qui

---

(1) Voyez, ſur la même eſtampe, la ſixieme figure.

(2) La Science offre ſouvent un objet pour en repréſenter un autre. Si le Lecteur veut entendre ce que les Philoſophes doivent voiler, il faut qu'il parcoure tout ce qui peut ſe comparer.

ſont au dehors du Temple, il en eſt qui brûlent du deſir d'y entrer ; mais ils craignent que la médiocrité qui les accompagne ne les faſſe refuſer : combien ils ont tort !

Il en eſt qui croyent que la ſimplicité du dehors de mon Temple, annonce la détreſſe en dedans, & que ſans doute je ne ſuis pas la diſpenſatrice des Sciences & des Arts, utiles à leur inſtruction, ou à leur délaſſement ; ils ont encore plus de torts que les autres ; enfin, il en eſt qui reſtent en dehors par prévention, & d'autres par mépris, & ce ſont ceux-là qui ſont légitimement réputés mourir ſans ſavoir quel voyage ils ont fait dans ce bas Univers.

Sous le pourtour intérieur ſont tous les hommes qui ſe font remarquer, parce qu'ils excellent dans les Sciences, ou dans les Arts, ou enfin dans les petits états méchaniques ; ſi dans le nombre de ces Savans, il en eſt quelquefois qui errent en quelque choſe, ce n'eſt point de ma faute, mais de la leur, parce que je ſuis la véritable Science humaine. Notez pourtant que celui-là ſeul ne bronche pas, qu'il ne fait rien du tout; & ſi à ſa pareſſe il ajoute de ſe donner pour le Cenſeur indifféremment de toutes choſes, c'eſt un double ignorant.

Etant placé dans le pourtour intérieur, ſi la Nature, cette ſage mere, veut bien ſe communiquer à vous dans quelques-uns de ſes myſteres, le goût vous prend des hautes Sciences; alors m'appellant, je conſulte vos forces, & je vous fais remarquer que tout vient du Ciel; c'eſt donc, vous dirai-je, ce Ciel qu'il faut étudier.

Cette étude du Ciel a trois parties; & comme pour monter aux cauſes, il faut commencer par les effets qui répondent à vos ſens; il faut donc étudier en commençant, le mouvement de ce Ciel & ſes influences. Notez que je parle ici des cieux planetaires & du ciel des astres fixes, ne formant de ces cieux qu'un seul ciel.

Chaque objet, je vous l'ai dit, offre trois sujets ; mais pour ne pas vous conduire trop précipitamment d'un objet à l'autre, je ne suivrai aujourd'hui que celui dont j'entends parler.

On nomme la premiere étude des cieux, *Astrologie naturelle*, dans laquelle est comprise l'Astronomie, que des hommes peu studieux en ont séparé ; car il a toujours été aussi important aux hommes, de savoir ce qui peut naître du passage des globes, comme en quels tems passeront ces globes ; ce passage, dans ce cas, n'étant que de vaine curiosité & pour jouer du Calculateur ; mais ce qu'ils peuvent produire naturellement, par leurs differentes positions, dans tels ou tels signes, étant infiniment plus intéressans à tous les hommes, est le propre des Philosophes.

C'est en étudiant ce premier principe de la haute Aſtrologie, que vous découvrirez que le premier principe de la vraie Science des Nombres vous ſeroit néceſſaire pour monter au ſecond principe de l'Aſtrologie.

Si votre goût ſe porte ſur la Philoſophie hermétique, je vous préviens que cette aimable Reine ne ſe montre jamais à ſes ſujets qu'au moment où ils ont pénétré ſes plus profonds myſteres ; & pour me faire entendre, reportons-nous ſur la charmante Souveraine, la Science *Taliſmanique*, fille, comme toutes les autres, de la ſage Nature.

Votre penchant, je vous l'aſſure, naturel, étant décidé pour notre belle *Taliſmancienne*, qui eſt encore plus aux aguets que moi, pour ce qui la touche, dès l'inſtant que vous l'appellez, elle me ſourit & vous tend les bras.

Placé une fois dans le quarré qui lui appartient, ſous la voûte découverte, elle vous queſtionne ſur ce que vous avez entendu & conçu d'elle ;

alors elle vous approuve, releve toutes vos erreurs à son égard, & plus à celui de la Nature ; & enfin elle vous indique les objets des hautes Sciences dont vous devez vous instruire, pour que son langage vous soit intelligible.

Dans les notions que vous devez avoir, sont, par exemple, les principes palpables de la vraie Science des Nombres, de la haute Astrologie, de la connoissance qui mene au génie, & autres, mais de moindre conséquence. Arrivé à ces buts, elle vous instruit net des facultés que la Nature lui a données, & alors vous choisissez ce qui vous est propre dans la classe de ses plus foibles dons.

Avant de continuer, il est bon que je vous remémoire que j'ai dit ci-dessus que la Philosophie hermétique étoit la seule qui n'avoit aucune complaisance, à moins que vous n'admettiez assez légitimement pour telles, toutes les beautés de la Nature qu'elle offre à vos yeux, lorsque vous la cher-

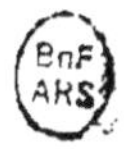

chez ; mais lorſque vous avez, comme je vous l'ai dit, dévoilé les plus précieux myſteres, elle vous couronne de la ſanté la plus parfaite ; d'une vie que l'on peut nommer perpétuelle, & enfin pour les agrémens, de l'Art tranſmutatoire. Reprenons.

Quand la Science Taliſmanique vous a découvert la fabrique d'un Taliſman utile à vous préſerver des embûches que vous tend votre propre ignorance, ou des hommes méchans, elle vous conduit encore un peu juſqu'au point de former un Taliſman qui vous mérite l'approbation des hommes, & vous donne même une conſtante ſatisfaction de vos vertus.

Ici la belle Taliſmancienne vous quitte & vous conjure de travailler à votre chef-d'œuvre ; mais qu'il eſt difficile, ſans ma plus haute puiſſance & ſans le ſecours de la Sageſſe, d'y réuſſir ! Tout ce que vous avez ſu ne ſert uniquement qu'à vous prévenir des piéges de l'ignorance ; & je le dis, la ſouveraine Hermétique ne fut jamais plus difficile à aborder que l'est en ce moment la Science Talismanique, puisqu'il s'agit de retirer en un clin d'œil l'homme à la seconde d'être submergé.

Rien ne résiste à un pareil Talisman; la Mort, cette Mégere qui se croit despotique, est obligée de passer outre, & le Tyran le plus monstrueux voit fondre sur lui tout ce qu'il ordonnoit d'injuste contre l'innocent. Lisez l'Ecriture.

Ne croyez pas, comme l'ont dit les hommes qui ont condamné ce qu'ils ne comprenoient pas, que cette haute Science soit chimérique; ne croyez pas, comme *Sorel*, que cette Science ne date pas de plus loin que *Paracelse*. L'histoire la plus reçue, enfin la tradition la plus ancienne, vous démontreroit qu'elle est de toute antiquité; car qu'étoient les Dieux Pénates, ceux d'Anchise, le Veau d'or, & mille objets de vénération dont l'idolâtrie fit par la suite des Dieux du Ciel? Tous ces objets étoient des Talismans que l'ignorance veut encore copier ; mais pour imiter les Philosophes, il faut plus que le désir de la possession, il faut passer les jours & les nuits à me consulter, puisque je suis pour vous instruire.

Ne pensez pas non plus, avec *Placet*, que cette belle Science soit criminelle ; ce sentiment ne peut être que le fruit de l'ignorance, qui dicte que les hommes sont bornés à la matiere, comme si la matiere étoit la chose unique, propre à l'intelligence de l'homme. Réfléchissez à ce paradoxe, que l'ignorance vous a insinué.

Enfin, ne dites pas, avec *Thiers*, qui a ramassé tous les contes des vieilles, qu'elle est superstitieuse, parce qu'il n'y a de superstitieux que ce qui est mal-à-propos donné à la Religion, & un Talisman n'a rien, absolument rien, de cohérant à la Religion ; & si *Digby* a donné une priere, c'est qu'il a entendu que l'homme vertueux devoit généralement prier avant de mettre la main à aucun travail ; & il a eu raiſon en ce ſens ; car qui ne prie point, ne mérite pas d'être écouté ; comme qui ne travaille pas, eſt indigne de vivre...... J'entends l'Ignorance ; reprends ton entretien.

Le Lecteur aura ſans doute beaucoup perdu de ce que je n'ai été ici que le copiſte de la Science ; mais pour peu que j'aie tracé quelque choſe qui indique qu'il peut être des hautes Sciences, il lui ſera facile de remédier à mes foibleſſes. Je reprends.

Cabale eſt un mot traduit du Syrien, du Chaldéen, & de l'Hebreu *Cabala* ou *Cabballa*, qui ſignifie *tranſmiſſion* verbale de pere en fils, & comme d'autres l'ont interprété, *Doctrine priſe d ailleurs*, ou Doctrine que les enfans ſuivoient aveuglément, parce que leurs peres l'avoient pratiquée, & la leur donnoit non ſeulement de vive voix, mais ſouvent gravée au dedans & au dehors des Temples, &c. &c. Mais il faut premierement entendre que cette Tranſmiſſion verbale, ou Doctrine priſe d'ailleurs, n'étoit point de nouvelle invention, car elle n'eût pu être nommée une tranſmiſſion.

Dire que cette doctrine n'étoit purement que religieuſe, ou propre à la Religion, c'eſt ce que nous ne ſommes pas portés à croire, parce que ceux des Anciens qui dictoient la Religion, avoient auſſi l'emploi des hautes Sciences & des Sciences civiles & politiques; ainſi, cette tranſmiſſion ou doctrine, dite une fois priſe d'ailleurs, renfermoit eſſentiellement trois branches, que nous avons bien nommées l'eſprit des trois Sciences humaines Voyez l'œuvre entiere de ma traduction du Livre de *Thot*.

Que l'on ſe monte de même l'eſprit, pour témoigner que cette tranſmiſſion n'étoit qu'attributive à la Magie; cela a dû être chez quelques Peuples, plus ignorans que les Anciens, & même auſſi parmi des Peuples inſtruits, mais où les ignorans avoient leurs tranſmiſſions magiques; ainſi, peut-on en dire autant à l'égard de la doctrine religieuse & du fond des Sciences politiques & civiles, comprenant dans celle-ci les Arts & leurs secrets ? Mais tout cela sont des sujets particuliers qui ne regardent pas celui que nous traitons.

Dès l'instant que l'on a bien interprété le terme propre *Cabale*, on voit évanouir tous les faux sens qu'on lui a donnés ; c'est-à-dire que ce qu'on entend par Cabale des Juifs, soit l'interprétation des grandes Ecritures, ou soit des tables numériques, &c. tombe à plat, parce qu'une transmission ne peut pas être une Interprétation ni des Tables, la plupart inventées par celui même qui les nomme Cabales.

Le mot *Cabale* est reçu depuis longtems dans un sens qui ne touche pas au premier & qui répudie légitimement le second, c'est-à-dire toutes les folies des Juifs, depuis près de deux mille ans, & de tous les Peuples qui se sont fondés de la décadence des Romains, les Romains même compris, qui étoient déjà entichés de ces prétendues Cabales, qu'ils formoient eux-mêmes.

Le mot *Cabale*, au sens que l'on doit l'entendre aujourd'hui, signifie *Reunion* de doctrine ou de *Sciences*, lesquelles Sciences sont transmises de vive voix, ou tracées dans des similitudes en langues vulgaires, ou dans des hyérogliphes, ou dans des allégories les plus nobles possibles, & toujours dans tous les cas en parlant de Dieu, des Hommes & de la Nature. Voyez tous les Ouvrages des Philosophes.

Le mot Cabale ne signifie pas une Science, mais une *Transmission de Science*, ou Science transmise, ensorte que son dérivé *Cabaliste* est un titre convenable à un homme qui réunit en lui la connoissance parfaite de l'esprit des trois Sciences humaines, & ici particulierement de toutes les branches des hautes Sciences, ainsi que les mots Architecte, Peintre, Médecin, &c. sont

ſont des dérivés des Sciences que ſuivent les hommes.

Il s'enſuit, comme on voit, que dans l'interprétation moderne on conſerve l'origine du mot *Cabala*, *tranſmiſſion*, parce que celui qui a la tranſmiſſion eſt inſtruit, & on détruit avec raiſon le titre ici impropre de Cabale, donné à une fourmilliere de tables numériques, hiéroglyphiques, caractériſtiques, propres à la Magie ou à la Cabale, mais non proprement elles-mêmes des Cabales.

Magie eſt encore plus détériorée; & pour ne pas nous rejetter loin, nous diſons que la Magie n'eſt pas une Science, mais ce qui paſſe dans la Nature lorſqu'elle eſt en acte, c'eſt-à-dire lorſqu'elle opere, ſuppoſé après ſon repos, ainſi que je l'ai ſuffiſamment fait entendre pages 10 & 11 de ce Cahier, en parlant du chêne.

Je dirai donc des dérivés Cabale & Magie, que M. *de Saint-Germain* (1),

(1) Nous aurions une note de plusieurs

de Magicien Herméticien qu'il étoit, eſt devenu *Cabaliſte*, & que M. *Hiſler*, de Berlin, de Savant vulgaire qu'il étoit, eſt devenu *Magicien Devin*; le premier poſſédant aujourd'hui toutes les hautes Sciences, qui le font ſurnommer Cabaliſte, & le ſecond poſſédant ſuffiſamment la vraie Science des nombres, pour être Devin, ainſi que M. *la Vatere*, Suiſſe de nation, eſt *Magicien Phyſionomancien*. Je pourrois volontiers dire de même que M. *P*...... Flamand, eſt *Magicien Herméticien*, ayant été cité comme tel, en Juillet 1784, par deux Philoſophes, quoique ce Savant n'ait pas encore multiplié.

Le prénom de Magicien, exprime purement que l'on connoît la Magie

---

pages à mettre ici ; mais liſez l'article XXXVI de l'Epître à M. de Gébelin, & achetez le portrait qu'a gravé M. Thomas, dédié à M. le Comte de Milly..... Vous ſerez certain que ce ſage Cabaliſte n'eſt point mort, comme l'a témoigné un de nos Journaux, deux mois après que j'avois annoncé l'arrivée de ce Philoſophe en cette Ville.

de la Nature, & qu'on a la ſcience de la faire paſſer dans ſon ſujet. Voyons ſuccinctement les branches des Hautes Sciences ſuivant leur rang de primauté.

La Science des Nombres eſt la premiere de toutes, & il faut en connoître le premier principe, pour avancer rapidement dans les autres. Voyez dans l'Ouvrage complet ce que j'en dis.

La haute Aſtrologie, ſervant à la Divination, eſt la ſeconde, *idem, idem.*

La Philoſophie Hermétique (1) eſt la troiſieme : on peut voir ſa couronne ſur l'eſtampe, page 59 du troiſieme Cahier.

La Phyſionomie eſt la quatrieme; voyez *de la Chambre*, dans ſon *Art de connoître les hommes*, troiſieme édition, 1667; ainſi que l'excellent Ouvrage de M. *Lavater*; pour les

(1) Voyez, pour la pratique, la Clef du Sanctuaire Philoſophique, 4 vol. Pour la Philoſophie, le ſecond Cahier de cet Ouvrage; & pour vous encourager à cette ſublime Science, la Pierre merveilleuſe des Philoſophes, 1 liv. 4 ſols, quai de Gêvres.

*Lettres Philoſophiques ſur les phyſio-nomies*, de l'Abbé *Pernetty* ; c'eſt purement un Ouvrage d'eſprit , & même charmant ; chez *Volland*, Libraire , quai des Auguſtins.

Lorſque je conſidere les traits de la phyſionomie , il me ſemble toujours voir des chaînes compoſées de petits filets d'or , d'argent , de cuivre , d'étain , de fer & de plomb : heureux qui n'a pas les derniers ci-nommés plus forts que les premiers !

La Science des Génies eſt la cinquieme ; l'Abbé *de Villars* a fait un Conte de ſon Comte de Gabalis ; *Taillepied* a ſorti mal de ſes eſprits. *Maldonat* ne put pas mieux réuſſir en adoptant ſimplement les Anges ; *un Eſprit n'a pas de corps* ; au contraire un Génie en a un , & c'eſt ce qui peut accorder bien des choſes qu'on a mis de côté juſqu'au ſiecle où la raiſon & même le bon *gros* ſens pourront parler.

L'interprétation des ſonges eſt la ſixieme branche de la Cabale , *Arthé-*

*midor*, *Charles Fontaine* ſon Traducteur & Amplificateur, *Marc de Vuſon*, & autres qui en ont parlé, ainſi que *Philon*, *Valere Maxime*, *Duplex*, tous, dis-je, m'ont formé, mais ne m'ont point perfectionné ; au fait, tout conſidéré, comme eux, paſſant outre, je dreſſe une table numérique & j'en tire la preuve,

La Science des Taliſmans (1) eſt la ſeptieme branche de la cabale. Primitivement on ne conſidéroit les Taliſmans que comme un attribut de la Science ; mais par ſuite, on les enviſagea comme un attribut de la Religion ; & de cette ignorance, s'enſuivit celle de leur attribuer des propriétés qu'ils n'avoient pas. Nous verrons de même dans un Ouvrage fait exprès ſur ces *Porte-bonheur*, ou Taliſmans, qu'ils ont donné naiſſance à nos Monnoies,

(1) Nous interpreterons quelque part, ainſi que toutes les autres figures, le ſuperbe Taliſman qui orne la tête de ce Cahier.

à nos Blasons, à nos Monogrammes; enfin, à nos Armoiries, & nous prouverons qu'il y a plus de Talismans aujourd'hui, qu'il n'y en a jamais eu, encore que les homme croyent le contraire.

Des différentes branches des hautes Sciences sont sortis plusieurs rameaux assez naturels, & d'autres absolument artificiels. Dans les premiers on y remarque les Tables numériques, caractéristiques, hiéroglyphiques, tenant de la Science des nombres, ainsi que l'interprétation des écritures, des discours verbaux, &c. &c. &c.

Les Hiéroglyphes tiennent de la sagesse de l'homme & de la Nature.

La Chiromancie est un rameau de l'Astronomie & de la Physionomie, ainsi que la Métoposcopie.

La Géomancie tient des Nombres & de l'Astronomie.

La Cartonomancie ne tient que des Nombres; mais les premiers Egyptiens, comme on le verra dans le quatrieme volume, y écrivirent, ou y caractériserent l'Astrologie, comme la Philosophie hermétique (second vol.) ainsi que toutes les hautes Sciences, dont je parle d'un côté & d'autre.

Le plomb, ou mieux l'étain fondu, le blanc d'œuf, le marc de café, tient de la Science des songes.

Je ne rapporte pas les rameaux artificiels, comme ont fait tous les Démonomanistes; car il est tel que les ignorans ont toujours plus de goût pour le faux que pour le vrai: néanmoins, je démontrerai que tout ce qui ne répugne ni à la raison ni à la nature, a une cohérence, avec les hautes Sciences.

Le Magnétisme, soit universel, ou purement pris d'un des trois regnes, est le propre des Philosophes, & particulierement des Magiciens Hermétriciens, parce qu'aucune autre branche, comme l'herméique, ne developpe la Nature. Le Magnétisme est encore un sujet que je traiterai, en disant, non les moyens qu'emploie M. Mesmer, les ignorant absolument; mais ceux que la Nature indique à tous les hommes : Moins de brillant, & plus de fond, sera, je le proteste, la devise que je tâcherai de mériter.

Le Magnétisme agit dans les guérisons par transplantation, par attouchement, & sans crise, s'il est pur.

Nous regardons la Religion, propre à rendre perpétuellement des actions de graces à notre divin Créateur; Nous regardons au contraire tout ce qui est des Démons, propre à la perte de notre salut : ainsi ce que nous allons dire ne doit donc s'opérer, suivant nous, que par la Philosophie naturelle.

Découvrir les trésors; Sortir d'une maladie longue; Gagner une cause légitime; Avoir son tour dans les grades; Découvrir les effets dérobés ou purement égarés; Être récompensé de ses devoirs; Jouir d'une vie paisible.

Réussir dans ses entreprises, Dans le commerce; Etre préservés de ses ennemis ; Bien commander une armée ; Etre obéi & ſervi par un bon Génie ; Evoquer les Génies & les Ombres des grands Hommes ; Recevoir promptement des nouvelles, Faire un heureux voyage.

Punir l'ingratitude ; Se venger d'un injuſte outrage ; Percer le voile de la calomnie, & Arrêter le fiel de la médiſance ; Faire repentir les traîtres, & les Epoux infideles.

Se faire entendre dans les choſes utiles à la patrie ; Rendre les parents moins tigres, & les Amis plus zélés.

Enfin, vivre dans une honnête aiſance, ſans envie & ſans envieux, quoiqu'au ſein de la Société.

Voyons de même en peu de mots quelle eſt cette Médecine délaiſſée.

L'emploi de *Mage* réuniſſoit celui de Prêtre, de Devin & de Médecin ; & ſi les hommes étoient auſſi conſtans qu'ils auroient du l'être, les premiers Mages ſubſiſteroient encore, ainſi que ces trois branches, dans leur premiere pureté. Mais aux premiers Mages ( qui avoient reconnu que la Religion étoit la médecine de nos ames; la Divination, celle de notre esprit; & la Médecine, celle de nos corps, ) ont été substitués des ignorans.

Les trois Médecines étant corrompues, & ceux qui en étoient les Docteurs, chassés tour à tour : par succession de temps, les petits demanderent à leur secours une religion quelconque ; & les grands, des Médecins ; & enfin l'un & l'autre voulurent, comme jadis, des Oracles.

Ceux-ci ont été reconnus si faux, que les Médecins de l'esprit ont tombés ; & pour qu'il ne leur prît plus fantaisie de se relever, on les a brûlés. Cela est bien ou mal ; mais il n'en est pas moins vrai qu'il manque une Médecine : prouvons-le.

Il y a bien des gens, disent tous les hommes, en danger de perdre leur ame, par leur peu de vertus; &, continuent ces mêmes personnes, il y a bien des gens qui, en ſuivant leur paſſion, courent le péril d'être malades; mais tous les hommes ne ſont pas ſans religion, & tous ne ſont pas ſans conduite; au contraire, vous ne trouverez pas un homme ſous le ciel qui n'ait, au moins dans le courant d'un an, quatre fortes maladies d'eſprit, parce que ces ſortes de maladies ne dépendent pas toujours de lui; mais le plus ſouvent d'un parent, d'un ami, d'un inconſéquent, d'un chicaneur, enfin d'un mauvais ſujet qui les vole à l'heure qu'ils n'y penſent pas, &c. &c.

Il ne nous reſte plus qu'à faire entrer un Prêtre & un Médecin chez un malade d'eſprit; que peut le premier lui dire, lorſqu'il entend: Monſieur, j'aime une fille qui m'aime de tout ſon cœur; nous voulons nous marier enſemble, & nos parens proteſtent que cela ne ſera jamais, ou qu'ils perdront plutôt leurs noms?

La fièvre ardente prend au malade, le Médecin arrive: il eſt amoureux fou, lui dit le Domestique. Il faut, dit le Docteur à la famille du moribond, marier ce jeune homme, ou demain à pareille heure, il étouffera. Non, reprend la mere, il ne l'épousera pas ; & le Médecin s'en va.

La Garde-malade se dit : cet homme n'est attaqué que de l'esprit ; il lui faut, en attendant que les parens s'arrangent, un Médecin ; il a confessé, il a médeciné : mais il n'a pas spiritualisé. Ainsi dit, on me vient chercher : le trait est véritable (1).

Voilà, dit la Garde-malade en entrant chez le mourant, M. le Devin — Eh bien, Monsieur, épouserai-je ? —Parbleu, je vous en réponds, fût-elle

(1) L'Auteur, dans des maladies d'esprit les plus désespérées, où les peres, les meres, les maris, les femmes, les familles entieres, & même les malades, veulent avoir recours à lui, ceux-ci, fussent-ils même infiniment éloignés, sont prévenus qu'il continue de prendre 30 liv. par mois, protestant la garantie, pour peu que l'esprit veuille suivre le régime qu'il ordonne. *N. B.* Que ses remedes ne sont ni physiques ni moraux.

à mille lieues ; mais il faut de l'ordre ; car pour de la patience je n'en ai que faire : Ecoutez-moi :

Pour épouser, il faut se bien porter, & alors le reste est à vous, je dis la prétendue & même toute sa famille, parce que j'ai ici la liste des bons & des mauvais génies qui les gouvernent ; en conséquence, il suffira de faire des honnêtetés aux premiers, & donner tant d'occupations aux seconds, qu'ils n'ayent pas le tems de penser aux affaires des autres.

Mais, dit le Malade, je ne prétends pas épouser toute la parentée. — Non, une femme suffit ; mais vous aurez les bons génies pour vous, & les méchans seront occupés ailleurs. — Et celui de la mere ? — Ah ! Monsieur, c'est bien le meilleur génie du monde, & s'il n'avoit pas de tems à autre des vertigots, il auroit commandé un Empire. — Que diable de conte me faites-vous ? Vivat, voilà l'esprit qui entend, & c'est déjà beaucoup. Ainsi parlons raison.

1°. Vous seriez mieux levé que couché, parce que la tête sur son assiette, *situs*, l'esprit se trouveroit plus dans sa position naturelle, ainsi dit fut fait : 2°. Les fenêtres un peu ouvertes, afin que les bénignes influences des astres entrent ici sans aucun obstacle, & en troisieme, Madame la Garde, allez dormir deux bonnes heures, car il faut que je sois seul avec Monsieur.

Nos conversations furent infiniment diffuses : en commençant, mon malade disoit, qu'il ne croyoit pas que je sois aussi bon Devin pour voir qu'il seroit marié, comme effectivement je l'étois pour deviner ce qu'il étoit persuadé de savoir seul, il me fallut lui protester de nouveau que je possédois assez parfaitement la Science des génies, celle des Talismans, & même un peu de bonne Magie; enfin, je lui témoignai sur la foi de la Cartonomancie, qu'il épouseroit celle qu'il aimoit, dès qu'il pourroit sortir; parole qu'il n'eût pas plutôt entendue, qu'il voulut aller au bal. On doit ſentir qu'il n'y fut pas.

Arrivé chez moi, je conſultai tous les anciens Docteurs en eſprit; l'un diſoit d'une maniere & l'autre d'une autre, comme Hipocrate & Galien, ou Luther & Calvin, tant il eſt vrai que les Docteurs ne s'accordent point. Mais ayant ſoupé, je me mis au lit, & je dormis profondément, afin que mon malade, de chez lui, ne m'entendît pas.

En me réveillant, je fis ma priere pour moi, & enſuite pour que les loups ne ſe mangent point, & de-là je fus rendre ma viſite. Mon malade las d'avoir bavardé, avoit dormi toute la nuit, & la fievre avoit diſparu; je lui lus quelques paſſages de la Médecine des eſprits, tel celui-ci; qu'un homme qui eſt vaincu ne peut guères vaincre les autres; & pour finir, que dans ſix ſemaines, jour pour jour, qu'il ſeroit marié ou que je perdrois toutes mes viſites & les trois cents livres de rente qu'il me promettoit.

Mon malade, on devoit s'y atten-
dre, se maria, mais un jour avant les
six semaines, & ce fut sans doute ce
terrible jour de moins, qui fut la
cause de ce que l'on doit encore s'at-
tendre, qu'il ne me donna pas un
sou, quoiqu'au fait, sans moi, il n'en
revenoit pas ; ( j'en ai les certificats de
toutes les Facultés, ) & sûrement sa
prétendue étant consolée, en auroit
épousé un autre.

Lecteurs, comme le fond de mes
petits Ouvrages se vend passablement,
& ce *sans sortilége*, j'espere vous donner, pour seconde édition ce Fragment
parfaitement complet, & dénué de ce
qui est plutôt le propre de l'esprit que
celui de la véritable Science.

---

L'Auteur & Restaurateur de la Cartonomancie
Françoise & Egyptienne, moyennant 3 liv. par leçon prise chez lui, met en peu de tems les Curieux
au fait des Principes palpables de cet amusement qui
ne le cède pas aux Jeux d'Echecs & de Dames, qui
nous viennent des mêmes Peuples.

La Cartonomancie a de plus que ces Jeux d'amu-
ser en occupant solidement un Solitaire, & d'insinuer
plus sensiblement à tous les hommes le goût des
Mathématiques, de l'Histoire, &c ; &, comme l'a
dit feu M. *de Gebelin*. d'être le Répertoire général
de toutes les Sciences humaines.

F I N.

www.ingramcontent.com/pod-product-compliance
Lightning Source LLC
LaVergne TN
LVHW020040170826
845678LV00001B/356

* 9 7 8 2 3 2 9 6 8 8 0 8 4 *